AF315087

DES TROUBLES FONCTIONNELS

DE LA PEAU

ET DE

L'ACTION DE L'ÉLECTRICITÉ

CHEZ LES ALIÉNÉS,

PAR

M. le Docteur **Th. AUZOUY,**

MÉDECIN EN CHEF DE LA DIVISION DES HOMMES A L'ASILE PUBLIC D'ALIÉNÉS
DE MARÉVILLE,
MEMBRE DE LA SOCIÉTÉ DE MÉDECINE DE NANCY,
MEMBRE CORRESPONDANT DE LA SOCIÉTÉ D'HYDROLOGIE MÉDICALE DE PARIS
ET DE LA SOCIÉTÉ MÉDICO-PSYCHOLOGIQUE.

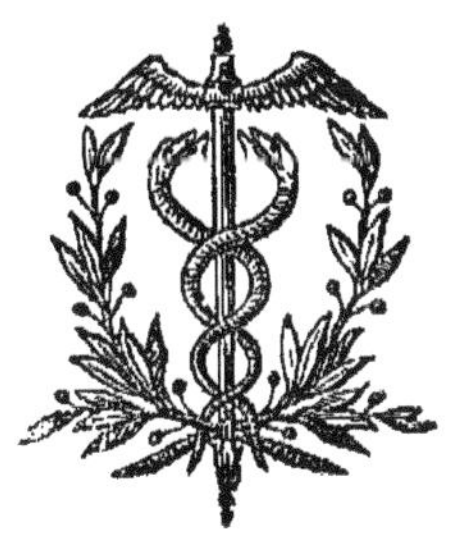

NANCY,

IMPRIMERIE-LIBRAIRIE DE A. DARD,

RUE DES PONTS, 4 BIS.

—

1859.

DES TROUBLES FONCTIONNELS

DE LA PEAU

ET DE

L'ACTION DE L'ÉLECTRICITÉ

CHEZ LES ALIÉNÉS,

PAR

M. le Docteur **Th. AUZOUY,**

MÉDECIN EN CHEF DE LA DIVISION DES HOMMES A L'ASILE PUBLIC D'ALIÉNÉS
DE MARÉVILLE,
MEMBRE DE LA SOCIÉTÉ DE MÉDECINE DE NANCY,
MEMBRE CORRESPONDANT DE LA SOCIÉTÉ D'HYDROLOGIE MÉDICALE DE PARIS
ET DE LA SOCIÉTÉ MÉDICO-PSYCHOLOGIQUE.

Mémoire lu à la Société de Médecine de Nancy, et présenté, le 29 novembre 1858, à la Société Médico-Psychologique.

Il fut une époque où l'attention des observateurs, presque exclusivement attachée aux désordres intellectuels des aliénés, s'était médiocrement préoccupée des troubles somatiques qui précèdent, qui accompagnent et qui quelquefois caractérisent la folie. Depuis Esquirol et, à son exemple, ses continuateurs et ses disciples, agrandissant le champ de leurs investigations, ont successivement exploré, dans le domaine physique comme dans le monde moral, tout ce qui peut offrir quelque valeur au point de vue du diagnostic et du traitement de l'aliénation mentale. L'anatomie pathologique a jeté une vive lumière sur certains points très-importants, et, nouveau fil d'Ariane, elle rend chaque jour de nouveaux services aux praticiens qui progressent dans le dédale de faits jusqu'alors peu connus ou demeurés inexpliqués. Mais c'est à l'observation clinique, à l'examen attentif et direct des aliénés, suivis par l'observateur dans toutes les phases de leur délire, dans toutes les circonstances de leur vie physique et morale, dans la manifestation de leurs douleurs, de leurs joies, de leurs besoins, que l'on doit surtout les immenses progrès réalisés dans ces derniers temps par la pathologie et la thérapeutique mentales. L'un des premiers, M. Parchappe établit par des faits multipliés et incontestables la présence d'altérations cérébrales correspondant aux lésions psychiques observées pendant la vie, et, à l'époque actuelle, il n'est presque plus de médecins qui ne considèrent l'aliénation mentale comme une vraie maladie dans laquelle un ou plusieurs organes sont lésés dans leur essence et leur fonctionnement. La laborieuse phalange des médecins aliénistes s'est résolument mise à la recherche de ces diverses lésions, et déjà, dans de savants travaux, nos plus éminents collègues ont signalé les perturbations variées que la folie apporte dans l'économie et dans l'innervation.

Ces perturbations se produisent séparément ou simultanément dans les organes des sens, dans les organes de la vie de nutrition comme dans ceux de la vie de relation. Quiconque a vécu auprès des aliénés ou a seulement parcouru leurs asiles a dû nécessairement être frappé des nombreuses difformités physiques dont il a été le témoin. Les formes diverses du délire, dont le triste spectacle se déroule à nos yeux, attirent d'abord l'attention par la vivacité saisissante de leur manifestation; mais aussitôt qu'on entre dans les détails de ces situations, aussitôt qu'on veut scruter leur côté matériel, on découvre une multitude d'imperfections ou d'infirmités physiques dont on ne soupçonnait pas l'existence ou du moins l'étroite relation avec les infirmités morales constatées.

Les lésions des organes des sens sont très-fréquentes chez les aliénés : combien en voit-on atteints de strabisme, d'ophtalmie chronique, d'amaurose, de cataracte et de toute sorte de maladies oculaires ? C'est parmi eux que la dépravation ou la privation plus ou moins complète du goût et de l'odorat, que la surdité, l'altération ou la privation de la parole, le mutisme volontaire ou forcé, la surdo-mutité, comptent leurs plus nombreuses victimes. C'est enfin dans leurs asiles que l'on voit l'espèce humaine dégradée, dégénérée, vieillie avant l'âge, présenter les troubles les plus graves de l'appareil sensitif et locomoteur. Les névroses, et surtout l'état convulsif, prédisposent aux contractures musculaires et celles-ci sont la source d'innombrables difformités. Mais je ne m'occuperai ni des pieds-bots, ni des rétractions tendineuses, ni des luxations irréductibles, des ankyloses, des claudications, etc., qu'amènent les causes inhérentes à l'état mental, et que favorisent les tempéraments lymphatiques et la constitution scrofuleuse des sujets, voulant me borner à l'appréciation des troubles fonctionnels que subit l'appareil cutané dans la folie.

Organe du tact et du toucher, la peau recouvre la surface du corps de manière à en limiter et à en dessiner les formes. Les fonctions de cette membrane ne se réduisent pas à servir d'organe à l'un de nos sens ; elle sert à produire et à entretenir la chaleur dans l'individu ; elle le met en rapport avec les corps extérieurs, le garantit de leur action dans une certaine mesure ; enfin, élément d'exhalation ou d'inhalation, elle concourt puissamment à l'exécution de deux fonctions physiologiques importantes, la sécrétion et l'absorption. De tous les usages auxquels sert la surface cutanée et que l'on peut résumer ainsi : sensibilité tactile, calorification, perspiration et absorption, le premier est essentiellement prédominant. L'impression produite sur la peau par les corps extérieurs doit être perçue par le cerveau, auquel elle est transmise par les nerfs, dont les ramifications extrêmes s'étalent en un réseau très-abondant dans le tissu cutané lui-même.

Sensibilité cutanée.

Bien des causes viennent altérer les fonctions physiologiques de la peau, même chez l'homme sain d'esprit : mais cette altération est infiniment plus fréquente et plus grave chez l'aliéné. Ce fait a été remarqué incidemment dans beaucoup de cas particuliers, mais il est bien plus général qu'on ne l'a pensé. Des expériences que je poursuis depuis long-temps avec persévérance m'ont convaincu jusqu'à l'évidence que chez le plus grand nombre des aliénés il existe des désordres fonctionnels de l'organe cutané et que, parmi ces troubles, le plus commun est l'anesthésie. Ce phénomène, en ce qui concerne les idiots, n'avait point échappé à Esquirol : « Les idiots, dit-il, sont quelquefois de la plus grande insensibilité physique, quoique jouissant de leurs sens. On a vu ces malheureux se mordre, se déchirer, s'épiler. J'ai vu une idiote, qui avec ses doigts et ses ongles avait percé sa joue, jouer avec un doigt placé dans l'ouverture et finir par déchirer jusqu'à la commissure des lèvres, sans paraître souffrir. Il en est qui ont les pieds gelés et qui n'y font nulle attention. » J'ai dans mon service à Maréville un idiot qui se complaît à traverser son nez ou ses oreilles avec de petites chevilles de bois raboteux et mal dégrossi, et qui déjoue la surveillance qui tendrait à le priver de ce singulier passe-temps.

Il s'en faut de beaucoup que les idiots possèdent seuls le triste privilége d'être insensibles à la douleur. Depuis long-temps mon honorable collègue et collaborateur, M. Renaudin, a signalé l'anesthésie de la peau comme un phénomène qui, dans un grand nombre de cas de folie, fournit les éléments les plus certains du diagnostic. C'est à son instigation que j'ai patiemment recherché cette anomalie dans mon service sur plus de six cents malades, et, à ma grande surprise, j'ai reconnu que plus de la moitié d'entre eux présentait à différents degrés l'analgésie de l'organe cutané. Cette énorme proportion d'analgésiques paraîtra moins étonnante si l'on veut bien considérer que les déments, les idiots, les imbéciles, les mélancoliques-stupides entrent pour un chiffre très-élevé dans les éléments de notre population.

L'un des premiers M. Beau a fait ressortir, la lésion sensoriale inhérente à certaines névroses, telles que l'hystérie, le délire nerveux, la lypémanie, la pellagre, et cette analgésie propre aux illuminés ou convulsionnaires du temps passé qui puisaient dans l'exaltation de leur monomanie religieuse une concentration exclusive du sentiment, une impassibilité absolue à l'égard des plus cruelles tortures. M. Beau a établi une distinction aussi exacte qu'ingénieuse entre l'anesthésie de douleur ou *analgésie,* et l'anesthésie de tact ; il a fait justement remarquer que l'anesthésie tactile entraîne nécessairement l'anesthésie de douleur, tandis que la réciproque n'a point lieu. En effet, l'analgésie existe le plus fréquemment chez nos aliénés, sans que la sensibilité tactile ait disparu.

M. Michéa a rapporté une série d'observations qui mettent hors de doute l'existence de l'analgésie chez la plupart des mélancoliques et notamment chez les personnes atteintes de lypémanie religieuse et de lypémanie-suicide ; à cette occasion, M. Legrand du Saulle a cité un cas remarquable observé par lui à l'asile de Dijon. — Le père Mairet, âgé de soixante-six ans, se prétendait mort depuis quarante ans, et suppliait qu'on l'enterrât. Afin de se convaincre si son délire survivrait à l'accomplissement de son désir, on l'enterra littéralement jusqu'au cou, et s'il s'affligea de quelque chose, ce fut de ce que son inhumation n'avait pas été poussée jusqu'au bout. Ce malade reçut peu après une grave blessure qui ne causa chez lui aucune douleur, pas plus que l'application de ventouses scarifiées et d'exutoires divers dont il parut à peine s'apercevoir.

Un mélancolique de l'asile de Saint-Yon, après s'être frappé vainement de plusieurs coups de couteau pour se tuer, s'enfonce un jour les dents d'une fourchette dans la poitrine, et, s'apercevant que cet instrument n'a pas été placé vis-à-vis du cœur, il le retire avec sang-froid et le replace au niveau du ventricule gauche qu'il atteint mortellement cette fois au moyen d'une pression volontaire et d'un mouvement du corps contre la table où l'on servait ses repas.

La fille Marie Jallot, de l'asile de Fains, âgée de vingt-huit ans, trompant un jour la surveillance exercée sur elle, ouvre brusquement la bouche d'un poêle en fonte chauffé au rouge, y enfonce sa tête par un mouvement rapide, et arcboute si bien son menton contre une des parois qu'on ne parvient qu'à grand'peine à l'arracher à ce supplice volontaire, dont elle paraissait à peine ressentir les atteintes. Cette malade a survécu à ses horribles brûlures; son délire ne s'est point modifié.

Les journaux de Bruxelles rapportaient naguères le fait suivant, qu'ils pensaient être sans exemple.

Un ouvrier employé chez l'un des principaux batteurs d'or de la ville, le sieur X..., avait quitté son travail avant la fin de la journée, se sentant, disait-il, un très-violent mal de tête. Le lendemain, la même cause lui fit abandonner l'atelier pour retourner à son domicile. Rentré chez lui, X... continua de souffrir, sans cependant que son état parut présenter aucun symptôme alarmant. Mais, tout-à-coup, le malheureux ouvrier s'élance de sa chaise et, entraîné par une horrible hallucination, se jette sur le poêle, chauffé extraordinairement à l'occasion d'un ouvrage domestique et presque complètement rouge, et l'entoure de ses deux bras, en le pressant de toutes ses forces contre sa poitrine. Aux cris d'épouvante poussés par sa femme, qui s'efforce en vain de mettre fin à cette mortelle étreinte, on accourt et l'on parvient à détacher l'infortuné X.... du poêle qu'il continuait à tenir embrassé avec le stoïcisme d'une folie insensible à la douleur physique. Mais déjà toute la partie antérieure de son corps présentait un aspect effrayant et tombait pour ainsi dire en lambeaux, dévorée par le contact prolongé du bloc de fer rouge qu'étreignaient ses deux bras, pareillement atteints et sillonnés d'affreuses brûlures.

Au bout de quelques heures, X..., malgré tous les secours de l'art, expirait au milieu de souffrances inouïes.

L'on peut rapprocher cet exemple du suivant publié en 1851 dans l'*Union médicale*, par M. le docteur Morel, l'un de mes honorables prédécesseurs à Maréville :

Un homme jeune encore avait convolé à de secondes noces. Au milieu des apprêts de la fête, le nouveau marié avait quitté la société, et lorsque son absence prolongée eut fini par jeter de l'inquiétude dans la famille, on se mit à sa recherche. On pénétra jusque dans la chambre nuptiale, et le spectacle suivant s'offrit aux regards des amis et des parents. Sur un vaste brasier, activé dans un but de destruction, gisait un cadavre à demi consumé; et l'examen médico-légal attestait que ce malheureux, après s'être couché sur le feu, avait conservé assez de présence d'esprit pour se retourner et rendre sa combustion plus complète.

On connaît généralement l'histoire, rapportée par Marc, du cordonnier Mathieu Lovat, qui commença son long martyre par s'amputer les parties génitales et les jeter par la fenêtre. A peine guéri de cette horrible mutilation, il se crucifia, après avoir fait les apprêts les plus minutieux de son supplice, qu'il parvint à consommer presque en entier. Ses pieds et ses mains traversés par d'énormes clous qu'il avait opiniâtrement enfoncés, son flanc ouvert avec un tranchet, demeurèrent complètement indolents pendant huit jours, et ce ne fut qu'après une semaine que la sensibilité à la douleur se réveilla chez lui.

L'anomalie pathologique de la sensibilité générale a été signalée par M. Renaudin comme constituant le phénomène initial de la monomanie. Ici, comme dans la lypémanie, ce n'est pas tant au défaut d'innervation qu'on doit attribuer l'absence du sentiment qu'à l'absorption de la faculté sensitive dans une contemplation intime et exclusive, ne laissant place à aucune autre préoccupation. MM. Morel et Renaudin ont cité dans leurs ouvrages l'observation intéressante du nommé Creut... qui se trouve encore à Maréville et qui tend à la démence. Ce monomaniaque extatique et halluciné, jaloux d'imiter le martyre de saint Laurent, plongea, le jour de la fête de ce saint, son bras droit dans l'eau bouillante et opposa une résistance presque tétanique aux infirmiers qui faisaient de vains efforts pour l'en retirer. L'insensibilité demeura complète jusqu'au lendemain de cet acte de suprême folie. Je constate encore chaque jour combien cet aliéné est réfractaire à tous les agents de stimulation.

M. P..., juge à V..., atteint de monomanie religieuse, se voua au bûcher dans le but d'expier ses fautes, et, après l'avoir lui-même construit et embrasé, il s'y brûla jusqu'à ce que sa graisse ruisselât sur les dalles, jusqu'à ce que les os de ses membres furent calcinés et blanchis, et presque tout son corps carbonisé. Le visage du moribond, lorsque son médecin arriva, révélait un air de béatitude; il ne trahissait ni douleur, ni émotion.

Chez certains maniaques, comme chez les monomanes, la

centralisation nerveuse parvient à un tel degré que la réceptivité sensoriale externe s'en trouve abolie. La torpeur du sentiment externe, quoique analogue dans son expression à celle qui se produit chez les stupides et les déprimés, émane d'une cause toute différente. Ici, c'est à l'absorption de l'activité psychique dans un ordre exclusif d'idées, là, c'est au défaut d'innervation qu'il faut imputer la lésion sensoriale. Ici, le fluide nerveux, sans rien perdre de son énergie, l'accumule en entier snr un objet spécial; là, au contraire, s'est opérée, selon l'heureuse expression de M. Renaudin, une véritable névrorrhagie.

L'insensibilité physique se manifeste quelquefois d'une manière passagère et ne persiste que pendant la durée des paroxysmes dans certains accès de manie. Nous avons à Maréville un jeune sujet chez lequel existe un de ces délires d'acte qui ne se révèle que par un automatisme instinctif, sans qu'il y ait aucune conception délirante ou incohérence dans ses discours ou dans ses écrits. Le jeune Arthur D...., bien doué et raisonnable jusqu'alors, devient subitement indiscipliné, rebelle à tout frein et se livre aux plus mauvaises tendances, au point de mettre en péril son honneur et le repos de sa famille. Il répond avec lucidité, mais en pleurant et plein de confusion, que ses actes pervers lui sont commandés par un penchant plus fort que sa volonté et qu'il ne peut agir autrement. L'aspect d'Arthur semble devoir éloigner toute idée d'aliénation mentale, et un examen superficiel l'eût fait considérer comme un mauvais sujet ordinaire; mais l'investigation qui fut poursuivie par mon collègue fit reconnaître une insensibilité complète de la peau, phénomène qui était évidemment le nœud pathologique de la situation. Depuis son admission à Maréville, Arthur y a successivement éprouvé plusieurs intermittences d'anesthésie, dont l'apparition coïncide infailliblement avec l'irrésistibilité des plus mauvais instincts, tandis que le retour de la sensibilité cutanée est immédiatement suivi de dispositions morales toutes contraires et d'une conscience nette de la situation.

Dans quelques cas de manie, dans les délires aigus et nerveux, il arrive que l'anesthésie de la peau n'est pas accompagnée du refroidissement de la périphérie et qu'il y a au contraire augmentation de la caloricité ou pyrexie. Les yeux sont brillants et animés, la face colorée, la peau inondée de sueur, l'agitation excessive. Les malades, dans cet état, sont inaccessibles à toute douleur physique. On en a vu s'appuyer impunément sur leurs membres horriblement fracturés, se mutiler et lacérer leurs propres chairs à plaisir ; j'ai réduit, à l'asile de Fains, de graves fractures chez deux aliénées atteintes de délire aigu ; j'ai pratiqué de vastes incisions et des sutures sur le crâne d'un œnomane, sans que ces malades parussent s'apercevoir de ces opérations.

C'est surtout chez les individus atteints de stupeur que l'anéantissement de la sensibilité générale parvient à son apogée. MM. Baillarger et Delasiauve ont noté ce symptôme comme l'un des plus constants. *Manus habent et non palpabunt,* etc., peut-on dire des stupides, avec juste raison. L'obtusion la plus absolue préside à leurs sensations comme à leurs sentiments. La lypémanie, ajoute notre collègue de Bicêtre, par l'aggravation de la lésion qui la détermine, est susceptible de produire l'engourdissement, et la paralysie sentimentale est nécessairement provoquée par l'accablement lypémaniaque. Lorsqu'au contraire les monomanes ou les lypémanes passent à la démence, on les voit se montrer moins tenaces dans leurs convictions, moins obstinés dans leur silence, reconquérir une vie factice et, au sein d'une condition morbide plus grave, accuser extérieurement une amélioration trompeuse. Ces malades recouvrent, en effet, quand la tension nerveuse disparaît, une certaine dose de sensibilité purement éphémère, car les impressions extérieures ne tardent pas à devenir confuses, et, à mesure que l'innervation s'affaiblit, l'anesthésie cutanée paraît de nouveau et progresse indéfiniment. Il résulte de mes observations, comme on le verra ci-après, que, chez les déments, les imbéciles et les idiots, la lésion de la sensibilité générale est, à très-peu d'exceptions près, en rapport direct avec le degré de la lésion intellectuelle. Chez ces sujets affaiblis et déprimés, où le physique et le moral marchent de pair vers la torpeur et l'inertie, où la spontanéité tend graduellement à s'évanouir, l'enveloppe tégumentaire participe passivement à la cachexie générale de l'organisme.

Toutefois, si la sensibilité percevante de la peau est si souvent diminuée ou abolie dans la folie, il est incontestable que parfois elle est considérablement exaltée. Les cas d'hyperesthésie se rencontrent surtout chez les maniaques et chez les lypémanes hallucinés. Il est de ces derniers dont les douleurs, pour être imaginaires, n'en sont pas moins ressenties avec une extrême vivacité. Il est des organisations impressionnables sur lesquelles le moindre agent extérieur produit les effets les plus intenses, les plus pénibles : tout leur est aquilon. J'ai connu une dame qui persistait à éviter les promenades extérieures par ce seul fait que les feuilles des arbres en tombant sur elle lui causaient des meurtrissures effroyables et des douleurs tellement atroces qu'elle préférait la mort. Au contraire, quelques idiots éprouvent une vive sensation de volupté lorsqu'on les touche ou qu'on leur caresse légèrement la nuque. Ils ont conservé l'aptitude à ressentir le plaisir aussi bien que la douleur et sont d'une pusillanimité excessive. La crainte ou l'apparence d'une douleur suffisent pour leur arracher des cris plaintifs et des torrents de larmes. Les hypocondriaques éprouvent une hyperesthésie viscérale produite par l'augmentation d'énergie du système nerveux ganglionnaire. Le grand sympathique acquiert chez eux un accroissement de sensibilité en rapport avec la diminution qui s'opère dans celle du système cérébro-spinal.

Calorification.

La température du corps est-elle normale chez les aliénés? Je n'hésite pas à répondre négativement à cette question, presque certain de ne pas trouver de contradicteurs sur ce point. Sans parler des affections pyrétiques, des méningites, des congestions, des délires symptômatiques, etc., il suffit de voir les aliénés pendant les accès de manie, de délire aigu, dans les paroxysmes de tous les types qui s'accompagnent de surexcitation , pour être convaincu de l'élévation de la température et de l'accélération de la circulation chez eux. Chacun sait qu'en cet état les malades ont pu braver impunément les froids les plus rigoureux, les intempéries les plus redoutables.

Dans les formes de délire qui s'accompagnent de dépression, c'est l'inverse qui a lieu, et ce sont malheureusement là les cas les plus communs. La circulation, ralentie par le défaut ou l'insuffisance de l'innervation, amène nécessairement un abaissement de température sensible surtout aux extrémités des membres. Ceux-ci, souvent œdématiés, infiltrés, mal garantis des rigueurs de la saison par une peau atone et anesthésique, manquent de chaleur et de vitalité. L'étude de la température animale des individus atteints de folie serait un sujet de curieuses recherches : ces recherches viennent d'être tentées par le docteur Walschmuth, de Gœttingue , qui , sur un total de 19 aliénés , a trouvé la température maximum de 35° 46 du thermomètre centigrade, et la température minimum de 35° 24. Or, la température habituelle étant de 37° centigrades sur l'individu sain, il y aurait chez les insensés un abaissement qui varie entre 1° 54 et 1° 76. Ces résultats, fort intéressants d'ailleurs, demanderaient à être confirmés par des expériences répétées sur une plus vaste échelle. Il est bon de remarquer qu'elles s'appliquent uniquement à la température des parties voisines du cœur et des poumons, et l'on sait que les parties éloignées de ces organes, les membres, en particulier, sont doués d'une température ordinairement inférieure de quelques degrés, qui peut baisser encore sous l'influence d'une multitude de circonstances.

Sécrétion et absorption.

Enfin, pour terminer la revue des altérations que subissent les fonctions de la peau dans la folie , je ferai remarquer que la transpiration et l'absorption se font rarement chez les fous d'une manière régulière et normale. Chez un grand nombre, la peau est sèche, aride, rugueuse : on voit parfois sur certains points l'épiderme se détacher par plaques ou s'exfolier en une matière pulvérulente; d'autres fois, la coloration de la peau change peu à peu et revêt une teinte blafarde, bistre ou plombée. C'est , sans aucun doute, chez les individus placés dans de semblables conditions que la pellagre recrute ses plus nombreuses victimes. Et ne serait-on pas en droit de penser que l'affection pellagreuse elle-même, ou du moins celle que M. Billod a observée dans les asiles de Rennes et de Sainte-Gemmes, que M. Chambert a retrouvée dans l'asile de Pau , et dont j'ai vu moi-même quelques cas, tant à Fains qu'à Maréville, n'est qu'un épi-phénomène de l'altération générale que subit chez les fous l'organe cutané? Je ne suis pas éloigné de croire que la pel-lagre pourrait bien , sans perdre son caractère essentiel, être un des modes de terminaison ultime de ces perturba-tions fonctionnelles du système cutané si générales dans l'aliénation mentale. Ce qui vient à l'appui de cette opinion, c'est que la pellagre a presque toujours été observée sur des individus parvenus à un degré très-avancé de démence, de mélancolie, de stupeur et de paralysie générale, qui n'ont plus aucune force de réaction , dont la peau, frappée d'atonie, ne transpire plus, ne perçoit plus d'impressions et est devenue impropre à l'absorption. On comprend combien, dans de telles circonstances, les malades sont prédisposés à la diarrhée et au marasme, terminaison ordinaire de la vésanie pellagreuse.

Il est des aliénés à tempérament lymphatique, à constitution scrofuleuse, dont la peau est d'une pâleur extrême, plutôt molle que souple, souvent même lubréfiée par une transpiration habituelle qui , chez les idiots notamment, exhale une odeur pénétrante , *sui generis ,* qui nécessite pour eux des soins spéciaux d'hygiène et de propreté. Dans certains cas de manie aigue, d'œnomanie, de délire général, de *delirium tremens,* de copieuses sueurs se manifestent et affaiblissent énormément les malades. Un voit même ces sueurs incoërcibles persister jusque dans l'état comateux, qui est le triste précurseur d'une fin prochaine.

Contractilité.

Parmi les deux alternatives d'*augmentation* ou de *diminution* d'activité que présente la lésion fonctionnelle du système cutané dans la folie, la dernière est infiniment plus fréquente que la première. Elle a deux modes de production : ou bien elle résulte de la concentration des forces psychiques vers un but exclusif , ou bien elle naît soit de l'insuffisance, soit de l'anéantissement de l'influx nerveux. Or, ces deux causes, qui ont sur la sensibilité générale une influence si directe, si décisive, n'en exercent – elles pas aussi sur la contractilité des tissus et plus particulièrement sur celle du tissu musculaire? Les faisceaux postérieurs de la moëlle jouissent-ils d'une immunité plus grande que les

faisceaux antérieurs? Ce n'est guères probable, et les lésions
de la motilité dans la folie n'ont échappé à aucun observateur sérieux. Ainsi que le fait très-bien remarquer M. Fal-
ret, dans ses *Considérations sur les maladies mentales*,
l'appareil locomoteur est toujours plus ou moins fortement
influencé. « Il y a chez l'aliéné des exagérations, des contrastes
auxquels correspondent des expressions de physionomie qui
sont comme des saillies de l'homme intérieur. Outre les colo-
rations diverses et rapides du visage, on observe des mouvements convulsifs dans les lèvres, les joues, les ailes du
nez, les sourcils et les paupières. Le regard surtout, par
suite de l'irrégularité de l'innervation, de la contraction ou
du relâchement des muscles de l'œil, est fréquemment
troublé, égaré, vague, d'une mobilité extraordinaire, d'une
fixité étonnante. Parmi les lésions les plus singulières dont
est l'objet l'appareil locomoteur, on peut noter deux cas
extrêmes, celui d'un besoin de mouvement continuel, et
celui d'une apathie, d'une immobilité, d'une torpeur qui
résistent à toutes les sollicitations. Tantôt les sens ont acquis
un plus haut degré d'impressionnabilité et paraissent jouir
d'une plénitude de vie inconnue jusqu'alors, tantôt, au contraire, les sensations sont affaiblies, irrégulières et comme
suspendues. »

Les désordres de l'appareil locomoteur varient ordinairement suivant la forme du délire. Le maniaque se meut et
gesticule avec une brusquerie, une décision et une liberté
d'allures qui manquent au mélancolique. Celui-ci est indécis, mou, indolent, découragé, dans ses attitudes. Le mo-
namane est précis dans son geste, mais anguleux et saccadé.
Le stupide est apathique, morne et inerte. Le paralysé
général est indécis, tremblant et maladroit. Enfin les déments et les imbéciles sont plus ou moins lourds, gênés et
irréguliers dans leurs mouvements. Il en est chez qui la

locomotion n'est que partiellement altérée. — Ainsi , le nommé Jérôme , ex-tambour de régiment, actuellement l'un des nôtres, est un aliéné stupide qui a conservé la faculté de battre en mesure sans pouvoir se mettre lui-même au pas. Il bat exactement, mais marche toujours à contre-mesure. Il est complètement anesthésique et ne prononce presque jamais une parole.

Arriver à constater avec quelque certitude le degré de la lésion fonctionnelle de la surface tégumentaire et de la contractilité musculaire chez nos malades, serait avoir fait un pas important pour le diagnostic et pour le pronostic de leur affection mentale. La connaissance approfondie de l'état physiologique d'un aliéné est évidemment un précieux auxiliaire pour son traitement. Je vais exposer quels sont les moyens dont je me suis servi pour acquérir cette notion avez le plus de précision possible.

Modes d'exploration et de traitement.

Toutes les fois qu'nn malade s'offre à mon observation, j'ai soin de m'assurer du degré de sensibilité physique dont il est doué. Cet examen , comme on le préjuge aisément, m'a naturellement conduit à varier les moyens d'exploration. Afin que mes expériences ne présentassent rien d'effrayant pour les aliénés, rien d'inhumain dans les procédés, j'ai dû rechercher avec soin des agents de stimulation qui fussent de nature à servir en même temps au traitement de la maladie. Je m'empresse de déclarer que, quoique l'application des ventouses scarifiées, des vésicatoires, des moxas, des sétons, du cautère actuel , etc., m'ait quelquefois fourni des données utiles pour juger de l'activité cutanée, je n'ai usé de ces moyens qu'avec la plus complète réserve, n'en prescrivant jamais l'application que là où un état pathologique spécial la réclamait impérieusement. Les piqûres , les pincements, pratiqués soit avec la main , soit avec un davier émoussé dont les mors ne peuvent se rapprocher qu'im- parfaitement , ressemblent trop à des moyens de torture pour que l'emploi n'ait dû en être extrêmement rare. Les affusions froides, les aspersions subites avec l'arrosoir ou la pompe d'arrosage, l'hydrothérapie appliquée sans appa- reil spécial et selon les ressources dont je pouvais disposer, les frictions stimulantes ou avec la neige glacée, ont été fré- quemment et très-fructueusement utilisées. J'ai largement usé de l'exercice musculaire et du travail manuel dans le- quel j'ai vu tout à la fois un stimulant de l'inertie et un modérateur de la surexcitation. Sur ma demande, un gym- nase a été installé à Maréville pour les jeunes sujets et pour ceux des adultes à qui leur âge ou certaines conditions spéciales interdisent les travaux de chantier ou d'atelier. Cette institution a certainement son efficacité pour ranimer les fonctions engourdies du système tégumentaire. Enfin, j'ai essayé de l'urtication dans quelques cas de stupeur et de torpidité excessive, pour rappeler à la surface cutanée une activité absente , et je dois dire que les divers moyens qui précèdent, isolément insuffisants , peuvent, par une combinaison graduellement et rationnellement ménagée, amener des résultats très-satisfaisants. Cependant , il ne s'agit pas seulement de réveiller quelque sensibilité à la périphérie, il faut encore combattre les idées fixes des mo- nomanes et des mélancoliques, rompre la concentration exclusive de leurs idées, ranimer l'intelligence assoupie des stupides, rendre un peu de ressort et d'énergie à celle des déments. Pour atteindre un but aussi désirable, il est encore d'autres moyens que ceux que je viens d'énumérer. M. Moreau, de Tours, a préconisé et tenté avec succès l'adminis- tration intérieure du hachisch dans des cas analogues; mais, n'ayant pas, pour le moment, à ma disposition l'extrait du chanvre indien , j'ai dû en ajourner la prescription à mes

malades. J'ai eu recours aux agents anesthésiques précé-
demment expérimentés avec succès, à Maréville, par M.
Morel, surtout au point de vue du diagnostic et de la médecine légale. Ils devaient me rendre et m'ont rendu, en
effet, de très-grands services. User de l'anesthésie artificielle
chez un analgésique semble au premier abord un paradoxe ;
toutefois, en examinant le mode d'action des inhalations
anesthésiques, on reconnaît qu'il présente plusieurs périodes
très-différentes, dont il est possible de profiter, selon les
indications auxquelles on a à satisfaire. Arrêter l'inhalation
dès que la période d'excitation est arrivée, et maintenir,
pendant un certain temps, cet effet physiologique, tel est le
but qu'on doit se proposer généralement pour le groupe
des malades déprimés auxquels la force psychique fait défaut. C'est ainsi que je procède sur les sujets atteints d'inertie
et de stupeur. L'action du chloroforme étant très-rapide
et amenant très-promptement la période de résolution, il
devient difficile, avec cette substance, de prolonger sans
danger l'excitation. Je lui ai, en conséquence, préféré l'é-
ther. L'éthérisation peut durer impunément pendant un
temps suffisant pour qu'un effet excitant très-marqué soit
produit sur le sujet. La seule précaution à prendre, pour ne
point dépasser la limite de l'excitation, est de laisser respi-
rer de l'air au malade et de reprendre de temps à autre
l'inhalation éthérée afin d'en prolonger l'effet.

Poussée jusqu'à la période de résolution et d'insensibilité
complète, l'éthérisation laisse à sa suite une fatigue musculaire et un engourdissement favorables malgré la réaction
qui leur succède, aux individus dont le délire aigu s'accompagne d'insomnie et d'agitation incoërcible. Si les premiers
essais n'amènent pas toujours le calme que l'on espère, il
est rare qu'en persistant l'on ne finisse point par obtenir une
accalmie plus ou moins prononcée. Un des résultats les plus
remarquables que nous aient donné les inhalations éthérées,

c'est la transformation du délire qui change souvent de type et de caractère à la suite de leur emploi. Ce serait assurément déjà un grand bienfait que l'atténuation de la maladie mentale, ou sa substitution par une forme délirante plus accessible aux moyens ordinaires de traitement. Mais nous devons mieux que cela à l'anesthésie artificielle. Parmi plusieurs cas de manie et de délire général qui lui doivent leur guérison, je choisis l'un des plus récents :

M. Albert D...., cafetier, âgé de trente-huit ans, doué d'un tempérament sanguin-bilieux et d'une constitution robuste, est entré à Maréville le 12 février 1858. Après avoir suivi l'armée française en Crimée pour des fournitures de boulangerie qu'il avait entreprises, il revint s'établir à Saint-Dié (Vosges). Il a eu, en décembre 1857, une congestion cérébrale à la suite d'une contusion sur le crâne produite par une porte de cave. Depuis cette époque, ses goûts, ses habitudes, son caractère, ses aptitudes ont éprouvé des modifications notables. En janvier 1858, le délire éclate, le malade vocifère, gesticule, menace ; ses propos et ses actes offrent les contradictions les plus flagrantes ; il est avide de gloire, de fortune et d'honneurs, forme les projets les plus gigantesques, veut construire un chemin de fer, un lac, une tour Malakoff, etc. Il attend la décoration, dont il se croit digne par ses talents militaires et civils. Il associe les idées les plus disparates, il brise tout dans ses paroxysmes et déchire ses vêtements. C'est en cet état qu'il est amené à l'asile. Soumis aux bains prolongés, aux irrigations froides sur la tête, à l'usage de l'opium, il ne se calme point. Sa face est pâle, souvent inondée de sueur, ses yeux brillants et injectés, sa physionomie menaçante. Il lacère tout et et l'on a grand peine à le maintenir vêtu.

Les inhalations éthérées, qui, dans le principe n'amenaient que quelques instants de calme, finissent peu à peu par dompter cette extrême surexcitation. Au mois de juin, A. D... se chamarre encore de rubans et de décorations ; ses mouvements sont désordonnés ainsi que sa tenue, mais on parvient déjà à nouer avec lui une conversation. En juillet, s'il lacère encore parfois ses habits, il s'évertue du moins à expliquer par des accidents fortuits les accrocs que nous y remarquons. Le délire s'apaise graduellement et les sentiments affectifs reparaissent. En août, le malade renonce à ses idées extravagantes, dont il est honteux, et il nous semble tendre à un engourdissement moral et physique. Nous cessons complètement les inhalations. La tenue est bien meilleure, les fonctions physiologiques reprennent leur rythme normal. En septembre et octobre, nous soumettons le malade à quelques secousses électriques qui triomphent facilement du léger degré d'obtusion qui lui restait. Il sort guéri le 11 novembre 1858.

Entre nos agents thérapeutiques doués de quelque énergie, il importait d'en choisir un qui nous permît de doser en quelque sorte les troubles de l'innervation chez nos aliénés, de mesurer les divers degrés de leur sensibilité, qui pût enfin nous servir de thermomètre sensitif. Ce moyen d'investigation était à notre disposition. M. Duchenne, de Boulogne, en a récemment doté la science médicale : il ne nous restait qu'à nous l'approprier.

Introduction de l'électricité dans la médecine mentale.

Successivément expérimentée en médecine dans le siècle dernier par Sauvages, à Montpellier, par de Haën, en Allemagne, en 1803, à Nancy, par M. de Haldat, l'électricité était depuis long-temps tombée en discrédit, lorsqu'en 1845 M. Duchenne, profitant de la découverte de Faraday, appliqua l'électricité d'induction au traitement d'un bon nombre d'affections et à l'étude de phénomènes physiologiques fort intéressants. Les résultats obtenus par cet habile praticien eurent bientôt tiré l'agent électrique de l'injuste oubli dans lequel on l'avait laissé, et lui donnèrent droit de cité dans l'arsenal de la thérapeutique. Je n'ai nul besoin de rappeler les services rendus par la faradisation à la physiologie aussi bien qu'au traitement de certaines maladies. Des essais d'application de l'électricité sur les aliénés ont déjà sans doute été tentés, mais soit que ces essais n'aient pas été suffisamment poursuivis, soit qu'ils n'aient pas été publiés, mes recherches ne m'ont fourni à cet égard que très-peu de documents. — Malgré quelques prétentions à une priorité plus que contestable, tardivement invoquée dans ces derniers temps, je pense que l'on peut réduire aux faits indiqués ici les données sérieusement établies sur l'emploi de ce moyen thérapeutique dans l'aliénation mentale.

Les *Annales médico-psychologiques* (1849, 2ᵉ série, tome Iᵉʳ, page 228) mentionnent le docteur Bucknill, de l'asile de Dundee, en Angleterre, comme ayant retiré de bons effets de l'électro-galvanisme dans le traitement de la mélancolie. Ces annales ont publié, en 1850, des recherches de M. Brierre de Boismont sur le diagnostic différentiel des diverses espèces de paralysies générales à l'aide de la galvanisation localisée, et, en 1855, un travail de M. Brochin sur les ressources que peut fournir l'électricité au diagnostic des paralysies. Dans cette dernière publication, l'auteur établit nettement la distinction qui existe, au point de vue de la contractilité musculaire, entre les paralysies dans lesquelles les muscles se contractent sous l'influence de l'excitation électrique, et celles où ce stimulant ne peut plus solliciter cette contraction. Il fait très-judicieusement remarquer que l'irritabilité musculaire est indépendante des lésions cérébrales, et que notamment MM. Duchenne et Brierre de Boismont l'ont trouvée intacte dans la paralysie générale des aliénés. Il est bon de constater, avec M. Brochin, que *l'irritabilité, et par conséquent la contractilité musculaires, peuvent survivre à la perte de la sensibilié.*

M. Legrand du Saulle a rapporté, dans le même recueil, un cas fort curieux de guérison due à l'électricité appliquée chez une demoiselle de vingt-un ans, atteinte d'une névropathie des plus extraordinaires, et dont les symptômes prenaient leur source dans une affection hystérique très-grave.

M. Renaudin , pensant avec raison que la pathologie mentale pourrait retirer quelque bénéfice de l'emploi intelligent et judicieux du fluide électrique, commença , en 1857, à Maréville, quelques essais que, dès mon installation dans mon service, il m'a invité à poursuivre. Depuis cette époque, les appareils d'induction sont devenus dans notre asile, nos auxiliaires habituels. Puisse quelque chose d'utile surgir de nos efforts persévérants !

Les expériences faites dans nos services l'ont été au moyen de trois appareils qui diffèrent par leur mécanisme , mais qui sont tous des électro-aimants.

L'un, d'une puissance médiocre , est mis en mouvement par la main d'un aide , au moyen d'une petite manivelle. C'est l'appareil de Clarke et Pixi légèrement modifié par M. Gaiffe, de Nancy. Le courant inducteur y est produit par un courant aimanté.

Le second, construit par M. Elser, de Strasbourg , est renfermé dans une petite boîte de $0^m,25$ de long, sur $0^m,10$ de large. Au milieu, est placé le mécanisme; de chaque côté, se trouve un espace vide : celui de droite, pour y adapter un élément de Bunsen, celui de gauche, pour installer les pièces qui servent de récepteur et de conducteur. Cet appareil est fondé sur les mêmes principes que celui de Clarke, avec cette différence que le courant actif vient d'une pile de Bunsen, au lieu de venir d'un aimant. Il est extrêmement énergique, surtout si l'on en double l'action en y adaptant deux couples au lieu d'un. Afin de graduer l'intensité du courant, M. Elser l'a muni d'un modérateur fort ingénieux , qui permet à volonté de développer une plus ou moins grande quantité de fluide. Cet instrument étant très-portatif, peu coûteux, commode à manier, puissant dans ses effets, réunit les meilleurs conditions pour un usage fréquent et populaire.

Le troisième se compose d'un boîte assez large; il est construit d'après les principes de l'un de ceux dont se sert M. Duchenne, et, sauf quelques modifications de forme et de détail dues au fabricant, M. Gaiffe, il rentre dans la classe de ceux que M. Duchenne appelle des trembleurs, et il en possède les propriétés. Un faisceau de barreaux de fer doux, qu'on introduit plus ou moins avant dans l'excavation de l'une des bobines, y constitue un système de graduation. Le courant actif y est produit par deux éléments de Bunsen, qu'on pourrait au besoin multiplier pour accroître la force de l'appareil.

Électrisation des aliénés.

Nos malades sont placés, pour les expériences, dans un fauteuil où on les fixe au besoin, en face d'une petite table sur laquelle repose la machine électro-magnétique. Rien n'est plus facile que de les soumettre à l'action du courant au moyen d'excitateurs métalliques, parfois garnis d'éponges humides, et tenus par l'opérateur à l'aide de manches isolants.

Je vais maintenant tâcher de résumer aussi exactement que possible les faits que nous avons constatés dans nos diverses expérimentations.

M. Renaudin a fait relever dans la division des femmes l'observation de sept idiotes crétineuses, de dix-huit idiotes et de trente-deux imbéciles; total : cinquante-sept malades.

Idiotes crétineuses. — Sur les 7 idiotes crétineuses, quatre ont la sensibilité complètement nulle, et le courant électrique le plus fort les laisse impassibles; — deux, dont la peau conserve une sensibilité très obtuse, paraissent le ressentir faiblement, et la manière dont elles le supportent indique combien est confuse la sensation qu'elles éprouvent ; — la septième, douée d'une sensibilité presque normale, sent assez vivement la secousse électrique.

Idiotes. — Les expériences ont porté sur dix-huit malades de cette catégorie. Chez quatre d'entre elles, la peau est tout à fait anesthésique ; et, soumises à l'action de l'électro-aimant dont l'intensité est au maximum, ces femmes n'éprouvent aucune sensation douloureuse, mais seulement des contractions musculaires assez vives ; — sept autres ont la peau sèche et aride, mais conservent des traces de sensibilité obtuse. Sur ces sujets, le fluide électrique produit des contractions passablement énergiques et une sensation qui se traduit par des plaintes, mais qui est évidemment moins intense qu'elle ne devrait l'être, parce que la perception en est imparfaite ; — sur cinq de ces malades, la peau a conservé sa souplesse et son impressionnabilité normales. La secousse électrique se fait ressentir sur elles avec vivacité. — Enfin, deux autres, dont la peau se laisse impressionner avec la plus grande facilité, sont exceptionnellement sensibles au courant faradique. La secousse leur arrache des larmes et des cris déchirants.

Imbéciles. — Les opérations faites et répétées sur trente-deux d'entre elles amènent à les subdiviser comme il suit : cinq malades chez lesquelles la peau offre une insensibilité absolue aux piqûres, aux pincements, aux stimulants les plus énergiques, n'éprouvent que de légères contractions, mais pas la moindre sensation pénible lorsque le courant maximum agit sur elles ; — neuf ont à peine un reste d'aptitude à ressentir les agents extérieurs, et le courant, dont le choc les émeut fort peu, leur cause plutôt de la surprise que de la douleur ; — neuf autres, qui sentent, mais confusément, sont impressionnées par le fluide. Cette impression, d'ailleurs obtuse et vague, s'évanouit sans laisser de trace. —

Sept ont la périphérie douée de sa sensibilité normale : ici l'électro-aimant agit énergiquement : les contractions sont fortes, brusques et douloureuses ; — deux enfin, sont pusillanimes au dernier point : le fluide les terrifie et leur arrache les plaintes les plus amères.

J'ai soumis à l'influence du courant électro-magnétique environ le quart de la population de la division des hommes. Cent-cinquante aliénés, pris dans toutes les catégories, ont été l'objet d'expériences répétées et dont les résultats ont été au fur et à mesure, notés exactement.

Crétins. — Deux crétins qui sont dans nos salles sont entièrement insensibles aux stimulants extérieurs, quelle qu'en soit l'énergie. Le maximum du courant n'excite chez eux que de légères contractions qu'accompagne un air d'hilarité stupide.

Idiots. — Sur dix-neuf idiots électrisés, il en est neuf qui ne ressentent aucune secousse et qui ne se doutent même pas de l'opération. Leur sensibilité cutanée est absolument nulle. On applique un séton sur eux, comme on perce un matelas pour le capitonner. — Quatre, dont la sensibilité tactile est très obtuse, ressentent à peine l'action du fluide ; — quatre autres, qui ont conservé un vestige de sensibilité physique, sont médiocrement impressionnés, et enfin il en est deux, dont la peau sent presque normalement, qui poussent des cris aigus lorsque le courant agit.

Imbéciles. — L'électrisation a porté sur vingt-six imbéciles. Trois d'entre eux, anesthésiques au plus haut degré, sont, à l'égard du fluide, comme les crétins et les idiots les plus dégradés ; — huit, à peu près insensibles, sont très-légèrement secoués et regardent de tous côtés, plus affectés de l'appareil insolite déployé autour d'eux que de l'effet qu'il leur produit. — Il en est six dont les sensations engourdies sont faiblement réveillées par l'électrisation, qui fait contracter leurs muscles et provoque chez eux l'étonnement plutôt que la douleur. — Sept imbéciles ont quelque aptitude à ressentir les stimulants externes ; l'électricité les congestionne et , au bout de quelques instants d'application, leur arrache des plaintes. — Il en est deux enfin, extrêmement impressionnables, sur qui le courant produit instantanément une douleur qui se traduit par des pleurs et par les cris les plus violents.

Épileptiques. — On voit, par ce qui précède, qu'une véritable gradation s'observe dans la manière dont les idiots et les imbéciles des deux sexes ressentent la douleur. L'agent électrique mesure, avec un degré d'exactitude auquel on ne pourrait jamais arriver sans son aide, la sensibilité physique de chaque sujet. Ce qu'il y a de plus frappant dans nos expériences, c'est que l'accessibilité à la souffrance provoquée coïncide avec l'aptitude morale, et que l'électrisation agit plus ou moins énergiquement sur la sensibilité , selon que l'individu est d'ailleurs doué de la faculté de se former des idées plus ou moins nettes, selon qu'il est plus dégradé dans l'échelle intellectuelle, ou plus perfectionné dans ses aptitudes psychiques. Les rares exceptions que nous avons rencontrées à cette règle ont toutes pour objet des idiots ou des imbéciles chez lesquels existe la complication épileptique. Cette redoutable névrose les place dans des conditions pathologiques tellement anormales que j'ai pensé devoir user à leur égard d'une extrême réserve et que je n'ai pas continué à soumettre les épileptiques à l'électrisation.

Déments. — Vingt-neuf déments ont été reconnus anesthésiques à divers degrés. L'électricité a eu constamment sur eux une action en rapport avec l'aptitude sensitive ; — six ne sentent pas plus l'opération que si l'on opérait sur d'autres individus qu'eux ; — neuf la ressentent très-faiblement : les contractions sont vives, mais rien ne révèle une sensation pénible ; — six sont accessibles à l'influx électri-

que, mais d'une manière encore assez bornée : ils se congestionnent facilement. — Cinq sont impressionnés d'une
manière très-réelle, mais passagère ; l'expérience finie, ils
en perdent immédiatement le souvenir. — Trois enfin sont
vigoureusement secoués, profèrent des plaintes et pleurent.
Je remarque que, parmi ces malades, les déments paraly-
tiques sont les moins accessibles à la douleur, mais qu'ils
sont aussi ceux qui se congestionnent le plus aisément. Les
malades atteints de démence consécutive sont beaucoup
plus réfractaires au courant que les déments d'emblée ou
primitifs. C'est parmi ces derniers que doivent être rangés
ceux que la secousse impressionne avec quelque vivacité.
Nous notons aussi que les gâteux sont tous anesthésiques,
et que, lorsque la sensibilité cutanée vient à renaître, ils
cessent de gâter.

Aliénés en état de stupeur. — Neuf aliénés stupides nous
ont paru dépourvus de toute sensibilité tégumentaire. Ils
ont tous dès l'abord conservé vis-à-vis des excitateurs une
complète impassibilité. Les expérimentations ont dû à leur
égard être continuées avec persévérance. — Deux se sont jusqu'au bout montrés rebelles à l'influence d'un agent jusqu'ici
impuissant envers eux, mais qui sur trois autres a momentanément réveillé un peu d'activité et vaincu un mutisme
obstiné. — Chez deux lypémanes frappés de stupeur, notre
succès a été bien plus décisif : la secousse inductrice a graduellement ranimé la sensibilité physique et notablement
amélioré la situation. — Deux autres enfin doivent à l'électrisation une guérison tellement prompte que je ne puis
résister au désir de communiquer leur observation :

Mélancolie avec stupeur. — Prompte guérison.

M. Georges Sch..., âgé de quarante ans, bien constitué, est
entré à Maréville le 31 mai 1858. Pharmacien à B..... (Moselle),

il vivait dans l'aisance, lorsqu'un violent chagrin de cœur vint le plonger dans la plus profonde mélancolie. Indifférent à tout, il se livra pendant deux ans à la boisson avec excès, acheva de s'abrutir et tomba dans la stupeur. A son arrivée, il demeure immobile et muet à la place où on le met; son visage exprime l'hébétude, sa pupille est dilatée, son œil morne, ses mouvements engourdis. Il est tout-à-fait insensible; on le pique, on le pince, on le soumet à l'influence d'un fort courant d'induction, il ne se doute même pas de ce qu'on lui fait et ne pousse aucune plainte. C'est un véritableau tomate. On prends le parti de l'éthériser et une amélioration légère se manifeste; on emploie concurremment les affusions et la faradisation à laquelle il est fréquemment soumis. Peu à peu il reprend de la spontanéité, il répond aux questions et accepte un rôle d'aide à la pharmacie de l'asile. Peu communicatif encore et très-concentré, il se montre de plus en plus sensible à la secousse électro-magnétique, et il finit par rendre compte de ses impressions. Un jour, il nous aborde en souriant, et il nous déclare qu'il sent sa guérison s'opérer. Ce qu'il y a de plus curieux, c'est qu'il précise le jour où il a senti son mal le quitter, où le voile qui obscurcissait sa raison a disparu. Depuis lors il est devenu gai, franc et expansif; il plaisante volontiers et raisonne parfaitement, même sur sa maladie. « Je sentais en moi, nous dit-il, une force qui me clouait à la place où j'étais et m'empêchait d'agir; j'entendais un bruit confus et continuel, comme celui d'un fil de fer tendu qui bourdonnait sans cesse à mes oreilles. » Il n'a nul souvenir de son entrée à l'asile ni des faits qui l'ont précédée. Après deux mois de franche convalescence, M. Sch... est sorti guéri le 12 novembre 1858, pour aller tenir une pharmacie importante dont la gérance lui a été offerte.

(Observation recueillie par M. le docteur Schœllhammer, interne du service.)

Mélancolie avec prédominance d'idées religieuses. Stupeur. — Guérison.

M. Remy D..., brasseur à Réchicourt-le-Château (Meurthe),

âgé de trente ans, a mené une vie assez irrégulière. Il a poussé l'abus des boissons alcooliques jusqu'à ses dernières limites et s'est montré sourd aux bons conseils qu'on lui donnait. Tout-à-coup il est saisi, au milieu de la nuit, des plus violents remords, et va frapper, à deux heures du matin, à la porte du presbytère, pour supplier le curé d'entendre sa confession. Cet ecclésiastique éclairé reconnaît de suite l'état délirant de son paroissien, qu'il cherche à rassurer contre ses craintes de damnation éternelle. Vains efforts! Remy D.... croit ne pouvoir échapper à ses remords et à ses tourments que par une pénitence exemplaire. Muni de quelque argent, il part pour un pélerinage à Rome et à Jérusalem, et est bientôt arrêté, pour défaut de papiers, par la gendarmerie de Baccarat, qui l'enchaîne afin de surmonter la résistance énergique qu'il opposait et de le conduire devant l'autorité. Il est aussitôt dirigé sur Maréville, où il arrive, le 13 décembre 1858, en proie à un extrême abattement, incapable de répondre à aucune question et refusant avec opiniâtreté toute alimentation. Le malade se défie de tout ce qui l'entoure, s'isole dans un coin, tient toujours sa tête baissée et ne cesse d'être sous l'empire d'une mélancolie panophobique, dans un état de stupeur profonde. Il sent quand on le touche, mais il n'éprouve aucune sensation de douleur lorsqu'on le pique ou qu'on lui applique un séton; l'analgésie est complète. Les *poucettes* des gendarmes ont opéré une constriction si forte, qu'il en est résulté deux vastes plaies circulaires sphacélées autour de chaque pouce : le malade n'en ressent aucune souffrance et arrache tous les appareils de pansement. L'éthérisation employée chez lui, dès le début du traitement, ne produit aucun résultat satisfaisant. Nous procédons alors, concurremment avec les bains d'affusion, aux secousses prolongées et répétées au moyen de l'appareil électro-magnétique. La stimulation, très-faible lors des premières séances, se fait ressentir chaque fois davantage, et, peu à peu, Remy D.... recouvre de la rectitude dans ses appréciations et une sensibilité physique et morale qui se rapproche de l'état normal. Cet amélioration va croissant : le malade réclame le travail comme une distraction; il redevient sociable, enjoué même; il reconnaît ses aberrations passées et la futilité des idées productrices de son délire. Il sort guéri le 31 mars 1859.

Mélancoliques. — Sur les dix-sept que j'ai observés., il en est sept dont la sensibilité cutanée est quasi normale et que la faradisation impressionne au point de triompher de mutismes volontaires et de refus obstinés d'alimentation. — Sur les dix autres, la sensibilité cutanée va diminuant progressivement; s'il en est quatre qui ressentent faiblement la secousse, les six autres sont au plus haut degré analgésiques et résistent à l'excitation. Leurs contractions musculaires sont toujours énergiques.

Monomanes. — Treize monomanes, examinés avec soin, nous fournissent six cas d'analgésie bien constatée. Sur presque tous les autres existe, à différents degrés, une diminution de l'aptitude sensitive. L'action de la pile, insignifiante dans le principe, chez les six analgésiques, devient plus active chez quelques-uns à mesure que l'on prolonge et que l'on répète les expériences. — Quatre, dont la sensibilité est variable, sont fortement remués, et les trois derniers sont impressionnés au dernier point. La plupart professent une aversion profonde pour l'opération qu'on leur fait subir; ils protestent et la déclarent surnaturelle et illégale. — Trois de ces aliénés, sous l'influence du courant et de la douleur qu'il détermine, renoncent hautement à leurs idées délirantes; ils sont momentanément ramenés au sentiment de la réalité, et ils abdiquent leurs chimères pour donner sur leur situation les explications les plus vraies et les plus concluantes. Quoique passager, ce résultat n'en est pas moins important, et il permet d'en espérer de plus durables sur les sujets dont l'idiosyncrasie est moins rebelle et le délire moins invétéré.

Monomanie ambitieuse. — Hallucinations.

E. D..., âgé de 32 ans, peintre à Nancy, se dit artiste et poëte, troisième dignitaire de la franc-maçonnerie souterraine, mystérieuse et divine, sultan, grand-juge, médecin, etc. Naturellement orgueilleux et fier, il s'est cru appelé aux plus hautes destinées par son talent sur la peinture, qui est réel. De là, une exagération du sentiment de la personnalité qui l'a peu-à-peu conduit à se considérer comme étant d'une essence supérieure, comme émanant de la *souche première de la Création*. Il connaît, dit-il, tous les êtres de l'univers, dont, malgré sa captivité, tous les secrets lui sont dévoilés. Aussi, ajoute-t-il :

> Faire le bonheur du genre humain est pour moi le plus doux appas !
> Tout plaisir pris ailleurs est vain et entraîne l'homme au trépas !

Hautain et arrogant dans sa tenue, E. D... offre sa protection à ceux qui l'abordent ; il passe son temps à peindre des paysages fantastiques avec de très-beaux effets d'ombre et de lumière vit dans un monde chimérique, tel que le lui révèlent ses conceptions hallucinatoires. Tous les efforts tentés pour le faire renoncer à ses chimères demeurent infructueux, et c'est avec un sourire de dédain qu'il accueille les remarques dont ses aberrations sont l'objet.

Aussitôt que nous le soumettons à l'influence de nos courants faradiques, cet aliéné redevient lui-même et rentre dans le domaine du réel ; il confesse son humaine nature et l'inanité de ses prétentions à un pouvoir magique. Chaque séance d'électricité l'humilie plus encore qu'elle ne lui cause de douleur, et en fait, pour quelques moments, un homme raisonnable. Malheureusement cet éclair de raison s'évanouit, jusqu'à présent, avec la cause éphémère qui le produit.

(*Observation recueillie par M. Kuhn, interne du service.*)

Délire des grandeurs consécutif à une ancienne mélancolie. — Idées de perfection.

A. Marm..., âgé de 33 ans, était, en 1853, sergent-major dans une garnison du nord-est, lorsqu'une cause morale vint ajouter l'élément mélancolique à la prédisposition héréditaire qui l'entraînait vers la folie. A M..., dont la mère est morte à l'asile d'aliénés

5

d'Alby, eut un enfant illégitime. Cet enfant fut tué par sa mère, et celle-ci fut condamnée aux travaux forcés à perpétuité. Un événement aussi tragique retentit d'une manière pénible dans la sphère de la sensibilité morale du jeune militaire. Désirant la mort, sans oser se la donner, il écrivit au commandant de place de le faire fusiller. Il fut alors amené à Maréville, où un traitement prolongé, un régime tonique et réparateur, ont entièrement modifié le cours de ses idées, et, quoiqu'il délire toujours, ses aberrations ont changé de caractère. A. M.... est devenu causeur et expansif; il fait dans nos bureaux un travail d'expéditionnaire, et ces attributions, cependant si modestes, n'ont pas peu contribué à grandir la haute opinion qu'il a de son mérite et de ses talents universels. Il se dit administrateur de Maréville; il repousse avec indignation la qualification d'aliéné, et prétend qu'il est le seul soutien de 1,250 insensés, dont il apprécie à sa façon la situation mentale, leur faisant même ses prescriptions. A. M... est plein de fatuité; il émet avec à-plomb les assertions les plus absurdes; il associe les idées les plus disparates. Dans son fatras de paroles oiseuses et incohérentes, domine toujours la prétention à une supériorité, à une perfection à laquelle nul autre ne saurait atteindre. Alors qu'il a besoin de la protection de tous, il offre la sienne. Notre malade est loin d'être exempt d'hallucinations : il est fortement convaincu qu'il a dans le corps un lézard dont il ne redoute plus les atteintes depuis qu'il est parvenu à l'annihiler par un traitement spécial et notamment par l'électricité. Voici la pièce curieuse dans laquelle il expose ses idées sur le saurien en question :

DIRECTION
de Maréville.Monsieur le Directeur des Forêts ,

J'ai l'honneur de vous informer que le sieur Dub..., garde-forestier, peut-être placé sous votre commandement direct ou indirect, est atteint de manies très-dangereuses pour ses supérieurs surtout. Le but de ma présente est basé sur une plainte que j'ai à faire sur son compte personnel; ex-fourrier d'ouvriers d'administration (5ᵉ compagnie), en garnison à Marsal en 1855, il eut l'idée très-mauvaise, par la voie secrète du mauvais catholicisme, de me mettre, alors son sergent-major, un *petit lézard gris* dans la fourniture de literie : ce petit animal s'introduisit la nuit, pendant mon sommeil, dans mon individu par les voies inférieures, et ce n'est qu'après un traitement énergique de quatre années environ que j'ai pu le réduire à zéro.

Comme ce fait constitue un crime aux yeux d'un honnête homme, je viens vous prier, Monsieur le Directeur, *en jurant sur l'honneur que c'est la vérité,* quant au fait que je viens constater par écrit dans votre noble administration , où il ne peut et ne doit y avoir que l'élite de la campagne et des villes et pas des mauvais sujets, d'infliger à ce garde, s'il y a lieu , par l'énoncé simple et complexe de ma plainte, telle peine ou réprimande que vous jugerez convenable. Il y a peine de mort.

Veuillez agréer, etc.   A. M..., *ex-major*.

A. M... est très-jaloux des décorations que portent quelques-uns de nos pensionnaires, anciens militaires pour la plupart. Il revendique alors une médaille de sauvetage qu'il rêve avoir gagnée ; il en porte le ruban, qui ne tarde pas à se transformer, d'abord dans sa pensée, et bientôt sur son habit, en celui de la Légion-d'Honneur. Il n'est pas facile de lui faire reconnaître qu'il s'abuse, et il se met alors à protester contre son séjour à l'asile. Voici un dernier échantillon des termes dont il se sert :

Monsieur le Médecin principal ,

Depuis la fin de 1854, c'est-à-dire époque de mon évacuation sur l'Établissement pour y jouir d'une convalescence , mes forces physiques et morales se sont progressivement accrues par des exercices corporels et spirituels.

Familiarisé avec la comptabilité militaire, celle du Ministre de l'intérieur m'a été très-facile à comprendre ; les dépouillements successifs, en un mot le moyen compulsare m'a permis *de me distinguer des têtes folles* logées, nourries et entretenues à grand frais par l'État.

Des bains fréquents aux uns , *de l'électricité aux paralysés généraux* ont puissamment contribué à conserver l'équilibre de santé que ces pauvres malades ont perdu par des traitements énergiques avant leur admission aux aliénés, traitements annulés et combattus par un régime réparateur laiteux , par des vins généreux et une nature forte, verte et génératrice comme celle du nord.

J'attends avec impatience mon départ pour aller dans ma famille , où je suis indispensable bâton de vieillesse.

Veuillez agréer, etc.   A. M..., *ex-major*.

Si le dénommé veut bien de l'électricité pour les paralysés généraux, en revanche, il aime à s'en priver lui-même, car il redoute énormément d'y être soumis, et, lorsque nos séances ont lieu, il se cache soigneusement pour s'y soustraire. Il n'en est pas moins vrai que, lorsque le courant d'induction agit sur lui, nous voyons momentanément s'écrouler tout l'échafaudage de ses conceptions délirantes. Il avoue alors n'être qu'un ancien sous-officier admis à l'asile pour cause d'aliénation mentale, fils d'un clerc d'huissier sans fortune, dépourvu de toute espèce de décorations, etc. Quant au lézard, tout en persistant à croire à son introduction subreptice dans son corps, il affirme n'en être plus incommodé, et il le juge détruit par l'électricité et les moyens qu'il a lui-même employés.

Maniaques. — Les maniaques sont, de tous les aliénés, ceux qui paraissent le moins appelés à recueillir quelque bénéfice du traitement électrique. — Je l'ai cependant appliqué sur trente-cinq d'entre eux, et je confesse avoir été peu encouragé à réitérer souvent mes essais sur eux. Les malades atteints de manie chronique ou rémittente, conservant leur sensibilité presque normale, sont vivement émus et remués par le passage des courants. Il en est qui se démènent et renversent l'appareil, qui vocifèrent et qui même laissent échapper des défécations involontaires pendant l'opération. Dans leurs paroxismes, ils ne ressentent pas de douleur, il est vrai, mais leurs contractions musculaires sont tellement brusques et désordonnées que leur agitation est plutôt accrue que diminuée. Ce résultat n'a pas lieu de surprendre, si l'on se reporte à ce que j'ai dit de l'action de l'électricité dans les autres formes de la folie. Nous l'avons vue suspendre momentanément la conception délirante du monomane, en modifiant, pour un instant, cette concentration nervoso-cérébrale qui est le propre de ces aliénés ; nous sommes parvenus à réveiller l'activité cérébrale du lypémaniaque, dont toute la sensibilité s'était concentrée dans le système nerveux ganglionnaire. Enfin, nous avons pu réussir à ranimer l'énergie vitale du dément, chez lequel l'innervation est incomplète ; mais rencontrons-nous chez le maniaque une seule de ces indications ? Évidemment non. Ici, point de concentration dans un sens ou dans un autre, état convulsif plus ou moins permanent, et ce que j'ai dit de l'action de l'électricité dans l'épilepsie explique suffisamment pourquoi ce moyen est inefficace et même nuisible dans la manie aigue, et pourquoi il ne conduit qu'à peu de résultats dans la manie chronique.

Je ne saurais donc admettre que l'on puisse guérir la manie par l'électrisation. Je n'admets pas davantage que l'électricité soit un moyen *simple et commode* de coërcition pouvant avantageusement remplacer la camisole, la douche, etc [1]. La manœuvre des appareils d'induction présente des difficultés et exige des précautions qui rendent nécessaire l'intervention constante du médecin dans leur application. Dans l'hypothèse même où l'on en retirerait des effets sédatifs, ceux-ci seraient trop passagers, trop fugaces, pour dispenser de l'usage de la camisole et des moyens contentifs ordinaires, dont les principaux inconvénients, à mon avis, consistent uniquement dans l'abus qu'on pourrait en faire et qu'on en a fait quelquefois.

CONCLUSION.

Je crois avoir suffisamment démontré dans le cours de ce travail que l'analgésie est un état pathologique qui ne constitue pas seulement un accident fortuit propre à quelques cas d'aliénation mentale, mais bien un symptôme très-fréquent et dont l'apparition se lie intimement à la plupart des types de la folie. Cette immunité de douleur, indépendante des altérations dont le sens du tact peut être lui-même l'objet, se présente dans des conditions variées, selon la forme délirante qu'elle accompagne : elle est, en général, proportionnée à la lésion morale, grandit ou décroît avec elle, et influe puissamment sur le développement et la marche des maladies incidentes des aliénés. L'histoire de l'aliénation mentale fournit de nombreux exemples de cette modification physiologique et pathologique qui avait donné lieu à un préjugé vulgaire long-temps fatal aux aliénés, car, s'il fut une époque où leur vêture était négligée,

[1] Communication insérée dans les procès-verbaux de la Société de Médecine de Nancy, octobre 1888.

où on les laissait croupir dans des cabanons froids et humides et où leur nourriture dans les hospices était le reste de ce qu'on avait servi aux infirmes raisonnables, ceux auxquels on reprochait ces coupables négligences répondaient alors que les aliénés ne sentaient rien. Mais, s'ils ne sentent pas l'impression, il est rare qu'ils n'en ressentent pas les effets, surtout quand cette anesthésie est moins le résultat d'un déplacement de la sensibilité que l'expression d'une notable diminution de l'énergie vitale.

J'ai donc eu principalement à cœur de prouver que le praticien doit tenir un compte sérieux de l'analgésie, et ne négliger aucun des agents modificateurs de la sensibilité générale. C'est dans ce but que j'ai entrepris, avec l'intelligent concours de mes internes, et notamment de M. Kuhn et de M. le docteur Schœllhammer, mes recherches sur l'éthérisation et sur l'électrisation des aliénés. Elles sont loin d'avoir été stériles : si elles ne nous ont pas encore donné, au point de vue curatif, tous les résultats qu'il est possible d'en attendre, du moins ceux que nous en avons obtenus ne sont-ils pas à dédaigner. L'action du courant électro-magnétique, toujours inoffensive et exempte de danger dans son application, contribue de la manière la plus efficace à réhabiliter la sensibilité là où elle fait défaut, à procurer du ressort et de l'énergie au système musculaire engourdi. Cette médication, nouvelle dans l'aliénation mentale, n'a donc rien de téméraire : peut-être même des essais ultérieurs, pratiqués par des mains plus habiles que les nôtres, viendront-ils prouver que nous ne lui avons pas attribué toute la valeur thérapeutique qu'elle mérite.

Un point essentiel pour nous, c'était de pouvoir constater avec quelque précision le degré d'anesthésie de douleur ou d'analgésie que présentent les aliénés dans le cours de leurs affections mentales. Ce but a-t-il été atteint? L'affirmative ne me paraît pas douteuse, car l'on rechercherait

vainement un agent physique qui permît d'apprécier avec
plus d'exactitude le degré et le mode de la lésion sensoriale
de chaque individu. L'influence électrique étant en raison
directe de la sensibilité extérieure et du développement in-
tellectuel du sujet, quel que soit d'ailleurs le type particulier de sa folie, il en résulte que l'électricité d'induction
peut être considérée comme un précieux moyen de diagnostic. Cet élément d'exploration, usuel aujourd'hui à
Maréville, est donc appelé, selon nous, à rendre d'utiles
services à la pathologie mentale.

Comme agent thérapeutique, c'est surtout en vue d'im-
primer à l'économie une perturbation salutaire que j'ai fait
usage de l'électrisation. Dans les cas où la folie s'accompagne de dépression, où elle se manifeste avec de l'apathie,
de la stupeur, l'électrisation devient quelquefois entre les
mains du praticien un remède héroïque. Elle communique
au système nerveux une dose d'activité qui, bien que factice,
accélère la circulation et favorise le fonctionnement de
l'appareil cutané. Elle sert, avec avantage, à vaincre des
résistances dont il importe de triompher, telles que le refus
d'alimentation, le mutisme volontaire, l'inertie, etc. Avec
son secours l'on peut arriver à suspendre momentanément
les conceptions délirantes et même à en obtenir peu-à-peu
la suppression.

La médecine légale des aliénés me semble devoir aussi en
retirer quelque avantage. Si l'on a pû parvenir par l'é-
thérisation à déjouer la feinte d'individus qui simulaient la
folie, à plus forte raison parviendra-t-on, au moyen de
l'électrisation, à reconnaître les fraudes de cette nature.
L'individu soumis à un courant énergique n'est plus le
maître de dissimuler ce qu'il éprouve : une force supérieure
à la volonté la plus tenace l'oblige à jeter le masque et à se
révéler tel qu'il est. L'expérimentation électro-magnétique
a puissamment secondé mes investigations, lorsque j'ai eu

à apprécier, l'état mental d'un jeune conscrit placé en observation à l'asile, et dont l'imbécilité alléguée était justement demeurée douteuse pour le conseil de révision.

En ce qui touche l'action anesthésique de l'électricité,
nos observations n'éclairent en rien la question naguères
soulevée par d'éminents praticiens. Les petites opérations
sont ordinairement effectuées sans douleur sur les aliénés,
à cause de l'anesthésie spontanée qui existe chez la plupart
d'entre eux. Nous n'avons donc pas été à même d'expéri-
menter la faradisation au point de vue de l'amortissement
ou de la suppression de la souffrance physique. Les effets
de stimulation et d'excitation sont les seuls que nous lui
ayons jusqu'à présent demandés, et que nous en ayons obtenus, dans son application à la médecine mentale.

En traitant ici les principales questions relatives à l'intervention de l'électricité dans la médecine des aliénés, mon
intention a été surtout d'appeler l'attention de mes confrères
sur quelques faits importants, dont l'étude m'a paru trop
négligée jusqu'alors, pendant qu'au contraire les autres bran-
ches de l'art de guérir avaient trouvé dans l'électricité un
efficace auxiliaire. C'est pourquoi je me suis borné à n'en-
visager l'action de cet agent qu'au point de vue de l'aliénation mentale, et à préparer les éléments d'une expérimentation ultérieure, en n'oubliant jamais que, s'il est utile
de mettre en lumière les bons résultats produits par le
courant électrique, il n'est pas moins nécessaire de se mettre
en garde contre un engouement irréfléchi.

Nota. Le présent Mémoire est annoncé comme devant paraître dans l'un des plus
prochains numéros des *Annales médico-psychologiques*. (Voir le numéro d'avril
1859, page 352.)